Oliwia Radzimska

Rola Pielęgniarki w Opiece nad Pacjentką z Rakiem Piersi po Mastektomii

Oliwia Radzimska

Rola Pielęgniarki w Opiece nad Pacjentką z Rakiem Piersi po Mastektomii

Wydawnictwo Bezkresy Wiedzy

Imprint
Any brand names and product names mentioned in this book are subject to trademark, brand or patent protection and are trademarks or registered trademarks of their respective holders. The use of brand names, product names, common names, trade names, product descriptions etc. even without a particular marking in this work is in no way to be construed to mean that such names may be regarded as unrestricted in respect of trademark and brand protection legislation and could thus be used by anyone.

Cover image: www.ingimage.com

Publisher:
Wydawnictwo Bezkresy Wiedzy
is a trademark of
Dodo Books Indian Ocean Ltd., member of the OmniScriptum S.R.L Publishing group
str. A.Russo 15, of. 61, Chisinau-2068, Republic of Moldova Europe
Printed at: see last page
ISBN: 978-620-0-81338-1

Podziękowania dla dr n. biol. Krzysztofa Chmielowca
za pokierowanie mną przy tworzeniu pracy.

Wykaz skrótów:

BRCA1 – gen zlokalizowany na chromosomie 17

BRCA2 - gen zlokalizowany na chromosomie 13

BMI – wskaźnik masy ciała

LDL – lipoproteina niskiej gęstości

HDL – lipoproteina wysokiej gęstości

USG – ultrasonografia

MRI – rezonans magnetyczny

WHO – Światowa Organizacja Zdrowia

VNPI – skala ryzyka nawrotu raka piersi

TNM – skala oceny stopnia zaawansowania nowotworu

Rak CDIS – rak nieinwazyjny przewodowy sutka

Spis treści

WSTĘP

Nowotwory są drugą zaraz po chorobach układu krążenia przyczyną zgonów w Polsce. Najczęściej diagnozowanymi chorobami nowotworowymi u kobiet są rak piersi i szyjki macicy [Bul i Kurpas 2015]. Nowotwór piersi jest istotnym problemem medycznym jak i społecznym zarówno w Polsce i na świecie [Bojakowska i wsp. 2016]. Słowo „nowotwór" wywołuje strach, szczególnie u kobiet powoduje powstawanie wielu obaw. Piersi są powszechnie rozumianym atrybutem kobiecości, dlatego choroba atakująca je uderza w intymny i czuły punkt kobiety. Rak piersi wpływa znacząco na stan emocjonalny chorej, na jej samoocenę, a także na relacje intymne, rodzinne i społeczne [Ziarkiewicz 2010]. Zadaniami pielęgniarek zajmujących się pacjentkami z nowotworem piersi jest przygotowanie do życia w zmienionej sytuacji zdrowotnej oraz pomoc aby kobieta była zdolna w jak najwyższym stopniu do samoopieki. Przy leczeniu raka piersi istotna jest teoria Dorothy Orem czyli diagnoza pielęgniarska oraz plan opieki tworzony z wykorzystaniem pojęć: samoopieka oraz deficyt samoopieki. Bardzo ważna jest także kontrola psychologa, wsparcie ze strony personelu medycznego jak i środowiska rodzinnego. Istotna jest także profilaktyka nowotworu piersi: samokontrola czyli badanie palpacyjne piersi w domu co miesiąc o tej samej porze w dwóch pozycjach: stojącej lub siedzącej oraz leżącej, dodatkowo ważne są także badania przesiewowe, jednym z takich badań jest mammografia [Koper 2011; Kurowska i Adamczyk 2014].

ROZDZIAŁ 1

Teoretyczne podstawy pracy

1.1 Anatomia i fizjologia gruczołu piersiowego

Pierś kobiety zbudowana jest z tkanki tłuszczowej, tkanki gruczołowej, 15-20 zrazików (gruczoły pęcherzykowe produkujące pokarm kobiecy) [Dyzmann-Sroka i wsp. 2010], przewodów mlecznych wyprowadzających zakończonych brodawką sutkową, naczyń krwionośnych, nerwów i naczyń limfatycznych pokrytych skórą [Cieszanowski 2014]. Pod piersią znajduje się mięsień piersiowy większy, pierś podtrzymywana jest dzięki więzadłom [Dyzmann-Sroka i wsp. 2010].

Produkcja mleka w procesie laktacji jest podstawową funkcją piersi. Proces laktacji odbywa się wtedy, gdy w gruczołach sutkowych dochodzi do wytwarzania mleka podczas karmienia potomstwa. Wyróżnia się trzy etapy laktacji: mammogeneza podczas, której wzrasta i rozwija się sutek, laktogeneza kiedy rozpoczyna się produkcja mleka oraz galaktopoeza, gdzie następuje kontynuacja rozpoczętej produkcji [Łapecka-Klusek 2009].

Laktogeneza i galaktopoeza łączą się w galaktokinezę, czyli jest to opróżnianie gruczołów piersiowych [Łapecka-Klusek 2009].

1.2 Epidemiologia raka piersi

Rak piersi jest to drugi, zaraz po raku płuca [De Walden – Gałuszko 2011], co do częstości występowania nowotworów na świecie (11,9% przypadków) [Kufel-Grabowska i Nowakowski 2019]. Szacuje się, iż na nowotwór piersi choruje ponad 20% kobiet [Bul i Kurpas 2015]. Rak piersi jest powszechnym nowotworem złośliwym u kobiet, ponieważ w 2012 roku rozpoznano 1,67 mln pacjentek chorujących na ten nowotwór. Rak piersi w naszym kraju stanowi 22% ogółu zachorowań na nowotwory u kobiet, w 2013 roku zdiagnozowano 17142 przypadków [Kufel-Grabowska i Nowakowski 2019], natomiast w 2014 roku: 17379 [Jassem i Krzakowski 2019]. W 2015 roku dzięki badaniom zrealizowanym w Polsce udowodniono, że nowotwór piersi był najczęstszym spośród zarejestrowanych nowotworów w skali kraju. [Kufel-Grabowska i Nowakowski 2019].

W 2013 roku udokumentowano 5800 zgonów z powodu złośliwego raka piersi, w 2014 roku było to o 175 zgonów więcej, w porównaniu do poprzedniego roku [Pieńkowski 2011]. Stanowi to 13% (2013) i 14% (2014) zgonów na nowotwory ogółem [Jassem i Krzakowski 2019]. Nawiązując do umieralności w Europie Zachodniej, w Polsce w 2013 roku była ona niższa o ok. 20% [Sowa M. i wsp. 2015; Kufel-Grabowska i Nowakowski 2019].

Polska jest krajem, w którym zachorowalność na nowotwór piersi typuje się jako średni, natomiast najwyższy współczynnik wyznacza się w krajach mocno uprzemysłowionych. Do wzrostu zachorowań doprowadza niewłaściwy styl życia. Pola Lalonde'a inaczej model holistycznego determinantu zdrowia wyznacza, że styl życia zajmuje aż 53%, pozostałymi determinantami zdrowia są: środowisko fizyczne (23%), czynniki genetyczne (16%), oraz opieka zdrowotna, która opanowuje jedynie 10% całego wykresu. Wnioskując styl życia jest najistotniejszym czynnikiem, który wyznacza zachorowalność na poszczególne nowotwory, w tym raka piersi. [Kufel-Grabowska i Nowakowski 2019]. Kolejnymi czynnikami są: spadek ilości porodów lub urodzenie dziecka po 35 roku życia matki, kobiety zapominają o właściwej diecie i aktywności fizycznej oraz unikają karmienia piersią [Dyzmann-Sroka i wsp. 2010].

Zapadalność na nowotwór piersi jest skorelowana z wiekiem. Rak piersi rzadko kiedy pojawia się u chorych przed 24. rokiem życia [Janssens i Vandeloo 2009]. Udokumentowano, że najwyższe ryzyko zachorowalności na złośliwego raka piersi mają kobiety w wieku 50-59 lat, gdzie wykazano do ok. 50% zachorowań. Zapadalność na nowotwór piersi rośnie liniowo, powstaje już od 40 roku życia, natomiast linia wykresu opada po 70 roku życia [Kufel-Grabowska i Nowakowski 2019].

1.3 Etiologia oraz czynniki ryzyka powstawania raka piersi

Do tej pory nie wskazano jeszcze czynników etiologicznych powstawania raka piersi [Połać i wsp. 2008]. Stan wiedzy naukowców daje możliwość jedynie na uznanie tkzw. czynników ryzyka, które przyczyniają się do powstawania nowotworu piersi [Didkowska i Wojciechowska 2013]. Występowanie raka piersi u mężczyzn jest bardzo rzadkie, lecz nie jest całkowicie wykluczone, jest to 1% według Krajowego Rejestru Nowotworów wszystkich nowotworów złośliwych piersi oraz mniej niż 1% wszystkich nowotworów złośliwych u mężczyzn. Zatem płeć żeńska jest jednym z głównych czynników ryzyka. Wiek to kolejny znaczący czynnik ryzyka, ponieważ po 50 roku życia zachorowalność na raka piersi wzrasta. Przed 30. rokiem życia powyższe prawdopodobieństwo jest bardzo niskie [Kufel-Grabowska i Nowakowski 2019]. Wywiad rodzinny także kwalifikuje się do głównych czynników ryzyka. Ryzyko zapadalności rośnie jeśli zdarzy się, że bliscy w I stopniu pokrewieństwa chorowali na nowotwór piersi. Przedmiotowe ryzyko zwiększa się trzykrotnie jeśli nowotwór pojawił się przed menopauzą. U krewnej chorującej po menopauzie zachodzi 1,5-krotny wzrost ryzyka. Ryzyko podwyższa się od 4 do 5 razy jeśli mamy do czynienia z czynnikami genetycznymi oraz łagodnymi zmianami w piersi np. niektórymi łagodnymi chorobami gruczołu piersiowego przebiegające z silnym rozrostem tkanki piersi. Zwiększona gęstość gruczołu jest czynnikiem powodującym znaczne podniesienie ryzyka zachorowalności nawet 5-krotnie. Wczesne pokwitanie lub późna menopauza również należą do czynników zwiększających zapadalność na raka piersi [Kufel-Grabowska i Nowakowski 2019]. Mutacja genów znajdujących się na chromosomie 17 i 13 czyli BRCA1 i BRCA2 są kolejnymi czynnikami gdzie w przypadku ich mutacji [Lebensohn i wsp. 2011] ryzyko zachorowania wzrasta od 40% do 80% [Kufel-Grabowska i Nowakowski 2019]. Następnymi czynnikami są: pierwsza miesiączka przed ukończeniem 11. roku życia [Dyzmann-Sroka i wsp. 2010], wysoki status społeczno-ekonomiczny [Jassem i Krzakowski 2019], późny wiek porodu zakończony narodzinami żywego dziecka [Dyzmann-Sroka i wsp. 2010], wiek pierwszej donoszonej ciąży (na każde 5 lat opóźnienia), liczba ciąż donoszonych (osobno na każdy dodatkowy poród), duża masa urodzeniowa (>4000g) [Jassem i Krzakowski 2019], długotrwałe stosowanie antykoncepcji hormonalnej [Kufel-Grabowska i Nowakowski 2019]. Niewłaściwa dieta (nie powinno się spożywać nadmiernie tłuszczów zwierzęcych i alkoholu, a także palić tytoniu) oraz brak aktywności fizycznej prowadzi do nadwagi, otyłości [Kufel-Grabowska i Nowakowski 2019]. Często u kobiet otyłych, po menopauzie, obserwuje się wzrost ryzyka zachorowania na raka piersi, trudności diagnostyczne, powikłania w trakcie leczenia, nawroty choroby, jej uogólnienia i zgony z powodu raka piersi oraz wzrost ryzyka zachorowania na raka drugiej piersi [Grodecka-Gazdecka 2011]. Tkanka tłuszczowa jest definiowana jako narząd o dokrewnym wydzielaniu substancji biologicznie czynnych. Wzrost BMI (body mass index) u kobiet po menopauzie oraz dodatkowo zespół metaboliczny (obniżone stężenie HDL, podwyższone LDL, trójglicerydów, insulinooporność, nietolerancja glukozy oraz nadciśnienie tętnicze) prowadzą do wzrostu ryzyka wystąpienia nowotworu piersi u kobiet [Mazur-Roszak, Litwiniuk 2010]. Nieprawidłowe nawyki żywieniowe to istotny czynnik rozwoju wielu chorób nowotworowych, zmiana tych nawyków (zmniejszenie spożycia cukrów prostych, czerwonego mięsa, a zwiększenie udziału w diecie wielonienasyconych kwasów tłuszczowych z grupy n-3, warzyw i owoców, ograniczenie wartości energetycznej diety), może w istotny sposób przyczynić się do obniżenia ryzyka wystąpienia nowotworu piersi. Kwasy tłuszczowe z rodziny n-3 w rozwoju raka piersi wykazują działanie protekcyjne. Badania przeprowadzone wśród mieszkanek Alaski i Grenlandii dowiodły, że zwiększone spożycie oleju rybiego obfitującego w kwasy tłuszczowe wiązało się ze zmniejszeniem ilości przypadków zachorowania na raka piersi wśród tej populacji kobiet [Malczyk i Majkrzak 2015]. Rak piersi w wywiadzie stanowi ryzyko 1%, na zachorowanie na nowotwór drugiej piersi [Jassem i Krzakowski 2018]. Stosowanie hormonalnej terapii zastępczej przez długi czas oraz ekspozycja na działanie promieniowania jonizującego również należą do czynników ryzyka [Kufel-Grabowska i Nowakowski 2019].

1.4 Badania przesiewowe

Rak piersi jest najczęstszym nowotworem złośliwym u kobiet w krajach rozwiniętych, także w Polsce. Wczesne wykrycie nowotworu wpływa na przeżycie, lepsze rokowanie oraz odsetek operacji oszczędzających piersi [Jassem i Krzakowski 2018]. Wskaźnik przeżywalności w przypadku małych guzów nie dających rzutu do węzłów chłonnych sięga 90%. Powstały na całym świecie programy przesiewowe oparte na mammografii umożliwiające wczesne wykrycie zmian w piersi, mające na celu systematyczne badanie się kobiet przy braku klinicznych objawów choroby. Dzięki temu istnieje możliwość leczenia raka piersi w fazie przedklinicznej [Pieńkowski 2011; Tkaczuk-Wlach i wsp. 2012]. Celem mammografii jest wczesne wykrycie zmian niewyczuwalnych przy badaniu palpacyjnym. Badania kliniczne na całym świecie potwierdziły, że u kobiet w wieku od 50 do 69 lat mammografia posiada największą skuteczność. W tej grupie wiekowej poddanej badaniu skriningowi mammograficznemu uzyskano obniżenie ryzyka zgonu o około 30% w porównaniu z kobietami nie biorącymi udziału w badaniu. Zalecenia do wykonywania mammografii w Polsce to raz na dwa lata u zdrowych kobiet, natomiast u zdrowych kobiet wykazujących mutację genów BRCA1 i BRCA2 dodatkowo obciążonych wywiadem rodzinnym, oprócz mammografii powinno się wykonywać jeszcze obrazowanie rezonansu magnetycznego piersi. W Polsce kobiety z wysokim ryzykiem zachorowania objęto specjalistycznym programem poradnictwa i opieki [Pieńkowski 2011 ; Wyższa Szkoła Agrobiznesu w Łomży 2013].

1.5 Rozpoznanie, klasyfikacja i stopniowanie

Objawy kliniczne

Badanie przedmiotowe czyli oglądanie i palpacja jest istotne przy rozpoznaniu raka piersi, dzięki temu możemy stwierdzić występowanie objawów nowotworu piersi. Istnieje też możliwość wczesnego wykrycia raka piersi, przy badaniach przesiewowych, jest to tkzw. rozpoznanie przedinwazyjnego nowotworu piersi (nie dającego żadnych objawów) [Noszczyk 2009].

W przypadku raka piersi objawy mogą być różnorodne, natomiast do objawów klinicznych tego nowotworu zaliczamy: asymetrię oraz deformację piersi, zmiany skórne piersi takie jak obrzęk, zaczerwienienie, owrzodzenie (objaw „skórki pomarańczy"), obecność guza w okolicy pachowej lub nadobojczykowej, ból piersi, wyciek z brodawki, złuszczenie skóry w okolicy brodawki [Noszczyk 2009; Kułakowski 2014].

Diagnostyka

Do najważniejszych badań, aby zdiagnozować raka piersi zalicza się pełne badanie podmiotowe i przedmiotowe, w którego skład wchodzi comiesięczne badanie palpacyjne piersi. Badanie palpacyjne przeprowadza się w dwóch pozycjach: stojąc lub siedząc oraz leżąc. Wykrycie nowotworu piersi umożliwia także obustronna mammografia, USG lub MRI, biopsja aspiracyjna cienkoigłowa, oraz badania dodatkowe, którego zakres jest zależny od stopnia zaawansowania nowotworu [Berner i wsp. 2003; Noszczyk 2009]. W krajach zurbanizowanych zostały wprowadzone badania przesiewowe. Celem badań skriningowych jest wczesne rozpoznanie raka piersi u kobiet mających czynniki ryzyka oraz lepsze rokowanie i spadek śmiertelności [Jeznach i wsp. 2013].

Bardzo przydatne w zdiagnozowaniu raka piersi, ustaleniu stopnia zaawansowania, obserwowaniu skuteczności leczenia za pomocą chemioterapii i radioterapii oraz w kontrolowaniu pojawienia się ewentualnej wznowy są markery nowotworowe. Najczęściej oznaczane przy tym schorzeniu to markery takie jak: CA 15-3, CEA, TPS [Ławicki i wsp. 2004].

Badanie kliniczne

Badanie podmiotowe to głównie przeprowadzenie wywiadu z pacjentką, która udziela informacji na temat miesiączki, przebytych porodów, poronień jeśli występowały, przyjmowanych środków antykoncepcji lub innych środków hormonalnych, jeżeli kobieta takowe przyjmowała, oraz przebytych chorób w rodzinie.

Wywiad rodzinny ma bardzo istotne znaczenie, dotyczy on występowania nowotworów w tym piersi u krewnych (zwłaszcza u krewnych I stopnia) [Noszczyk 2009].

Badanie przedmiotowe

W skład badania przedmiotowego wchodzą: oglądanie i palpacja [Noszczyk 2009].

Oglądanie pozwala na obserwację oraz ocenę symetrii i zarysu piersi we wszystkich czterech kwadrantach. Przy badaniu szczególny nacisk powinno się zwrócić na objawy takie jak: wciągnięcie brodawki lub skóry, zaczerwienienie, pojawienie się nacieków lub owrzodzeń brodawki lub skóry, występowanie zauważalnych okiem guzków na skórze piersi lub klatki piersiowej [Noszczyk 2009].

Badanie palpacyjne odbywa się w dwóch pozycjach ułożeniowych (stojącej oraz leżącej) badając wszystkie kwadranty, zawsze obu piersi. [Bojakowska i wsp. 2016]. Jeżeli chora zgłosiła wyciek z brodawek należy poddać gruczoł piersiowy próbie uciskając delikatnie brodawkę. Ręka po stronie badanej piersi powinna być lekko ugięta i położona za głową, badanie przeprowadza się uciskając miąższ piersi w kierunku klatki piersiowej. Dodatkowo w badaniu sprawdza się węzły chłonne pachowe i nadobojczykowe. [Noszczyk 2009].

Badanie obrazowe

Obustronna mammografia należy do badań przesiewowych, ponieważ posiada wysoką czułość (80-90%) i swoistość (około 60%). Wykonuje się ją w dwóch projekcjach: skośnej oraz pionowej [Cieszanowski 2014]. Niepokojące objawy jakie możemy zaobserwować przy wykonaniu mammografii to: mikrozwapnienia oraz przejaśnienia o okrągłym kształcie z nierównymi brzegami i gwiazdkowatymi wypustkami [Noszczyk 2009, Bojakowska i wsp. 2016].

Ultrasonografia nie zalicza się do badań przesiewowych ze względu na niższą niż w przypadku mammografii czułość i swoistość [Cieszanowski 2014]. Pomaga przy rozróżnianiu zmian litych od torbielowatych. Z ultrasonografii mogą korzystać kobiety w ciąży i dziewczynki, ponieważ jest to badanie nieinwazyjne. Piersi u młodych kobiet cechują się „gęstą" strukturą radiologiczną, dlatego USG jest cennym uzupełnieniem badania klinicznego [Noszczyk 2009].

Dodatkowe badania takie jak tomografia komputerowa czy rezonans magnetyczny mają mniejsze znaczenie w diagnostyce [Cieszanowski 2014], ponieważ stosuje się je przy ocenie stopnia zaawansowania nowotworu [Noszczyk 2009].

Badania mikroskopowe

Materiał do badania cytologicznego pozyskiwany jest za pomocą biopsji aspiracyjnej cienkoigłowej lub rozmazu wycieku z brodawki. W przypadku gdy guz jest niewyczuwalny palpacyjnie – biopsję realizuje się pod kontrolą mammografii lub ultrasonografii [Noszczyk 2009; Perek i wsp. 2009].

Badanie histopatologiczne

Pozwala na pewne zdiagnozowanie raka piersi. Materiał do badania uzyskuje się na zasadzie biopsji gruboigłowej lub chirurgicznie, pobierany jest wycinek lub cały guz [Noszczyk 2009; Perek i wsp.2009].

Klasyfikacja

Nowotwór jest to niekontrolowany rozrost własnych, lecz zmienionych morfologicznie i czynnościowo komórek organizmu. Przyczyną tego rozrostu są zmiany w kodzie genetycznym tych komórek [Jeziorski i wsp. 2005].

Istnieje kilka klasyfikacji raka piersi, które są oparte na podstawie badań mikroskopowych, sklasyfikowanie nowotworu piersi pozwala na ustalenie dalszego leczenia oraz stwarza możliwość oceny dalszego rokowania [Jeziorski 2003; Noszczyk 2009].

Głównym podziałem raka piersi jest klasyfikacja według Światowej Organizacji Zdrowia (WHO). Nowotwory piersi dzielimy na naciekające (inwazyjne) i nienaciekającego (przedinwazyjne). [Jeziorski 2005; Noszczyk 2009].

Raki nienaciekające – przedinwazyjne, to postać nowotworu piersi, w której doszło do złośliwego przeobrażenia zrazików lub nabłonka przewodów, proces występuje tylko w obrębie nabłonków bez zniszczenia błony podstawnej.

-Rak przewodowy nienaciekający występuje jako guzek piersi lub istnieje możliwość ujrzenia go w postaci skupisk mikrozwapnień na mammografii.

-Rak zrazikowy nienaciekający często ujawnia się go przypadkowo przy badaniu po usunięciu łagodnych zmian piersi.

Raki naciekające – inwazyjne, to postać nowotworu piersi, gdzie doszło do naruszenia ciągłości błony podstawnej nabłonka przewodów wyprowadzających lub zrazików i naciekania podścieliska [Noszczyk 2009].

Istnieje także skala cTNM, która określa stopień zaawansowania klinicznego nowotworów przedinwazyjnych i inwazyjnych. Powyższy stopień musi być potwierdzony mikroskopowym rozpoznaniem klinicznym. W skali cTNM T oznacza guza pierwotnego, N węzły chłonne, M przerzuty odległe. Każda literka lub cyferka przy wyżej wymienionych literach, nadaje nowe znaczenie w klasyfikacji np. Tx to nieokreślony guz pierwotny [Pieńkowski 2011].

W przypadku chorych, którzy zostają poddani leczeniu radykalnemu ocenia się stopień zaawansowania choroby, które zostaje określany w skali pTNM, gdzie np. pT oznacza guza pierwotnego [Pieńkowski 2011].

1.6 Leczenie raka piersi

W dzisiejszych czasach leczenie raka piersi rozwija się bardzo szybko. Jeszcze do niedawna najważniejszym etapem leczenia była operacja i usunięcie jak największej ilości tkanek wraz z nowotworem [Jeziorski i wsp. 2019]. Obecnie leczenie nowotworu gruczołu piersiowego polega na terapii skorelowanej, która obejmuje metody leczenia miejscowego i ogólnoustrojowego. Metody leczenia miejscowego są to: zabieg chirurgiczny i radioterapia, natomiast metody leczenia ogólnoustrojowego są to: chemioterapię, hormonoterapię i metody biologiczne [Wierzbicka i Urban 2013; Jeziorski i wsp. 2019]. Aby dobrać odpowiednie leczenie należy zwrócić uwagę na poszczególne czynniki: jednym z ważniejszych jest stopień zaawansowania klinicznego nowotworu, stan hormonalny, stan receptorów steroidowych (estrogenowego i progesteronowego), stan regionalnych węzłów chłonnych, stopień złośliwości histologicznej oraz wiek [Singletary i Robb 2000; Berner i wsp. 2003; Noszczyk 2009].

Najczęściej stosowaną metodą jest leczenie chirurgiczne. W takim leczeniu wyróżnia się zabiegi: diagnostyczne, lecznicze, paliatywne i rekonstrukcyjne. Istotą w zabiegach jest zasada doszczętności onkologicznej, która polega na wycięciu guza pierwotnego w granicach zdrowych tkanek i podejrzanych regionalnych węzłów chłonnych, ponieważ odpowiednie usunięcie marginesu zdrowych tkanek umożliwia uniknięcie nawrotów choroby [Berner i wsp. 2003; Noszczyk 2009].

Leczenie chirurgiczne oprócz doszczętności onkologicznej posiada drugą bardzo istotną zasadę, w której należy dokładnie ocenić stopień zaawansowania regionalnego, poprzez sprawdzenie i ocenę węzłów chłonnych pachowych. Badanie histopatologiczne lub cytologiczne daje możliwość zaobserwowania i określenia czy istnieją przerzuty poprzez zajęcie węzłów chłonnych pachowych, dlatego przy leczeniu chirurgicznym jest niezbędne [Berner i wsp. 2003; Noszczyk 2009].

Cały proces leczenia chirurgicznego zaczyna się od biopsji węzła wartowniczego (pierwszy węzeł na drodze spływu chłonki) lub małego zabiegu wycinającego fragment lub całego guza lub łatwo dostępnych przerzutów. Dzięki powyższym działaniom uzyskamy wynik badania histopatologicznego [Berner i wsp. 2003; Noszczyk 2009].

Leczenie oszczędzające

Opiera się na resekcji guza z brzegami zdrowych tkanek, zachowując tak zwany margines. Wycięcie miąższu piersi to zlikwidowanie guza oraz do 1cm marginesu zdrowych tkanek. Istnieje możliwość wykonania kwadrantektomii, w której usuwa się co najmniej 2 cm brzegów zdrowych tkanek. Późniejszym elementem leczenia jest napromieniowanie, które jest urzeczywistniane w formie teleterapii, radioterapii śródtkankowej lub połączenia powyższych technik [Meder i Noszczyk 2011; Zegarski i wsp. 2013].

Leczenie radykalne

Powyższe leczenie obejmuje usunięcie piersi z powięzią mięśnia piersiowego większego. Wskazaniami do leczenia radykalnego są: wewnątrzprzewodowy nowotwór wieloogniskowy, nawrót po leczeniu, przy którym oszczędzono pierś lub bardzo zaawansowany proces nowotworowy [Meder i Noszczyk 2011; Żyluk i wsp. 2016].

Metody radykalnych amputacji piersi:

- *metoda Maddena* – wycięcie gruczołu piersiowego wraz z powięzią mięśnia piersiowego większego i węzłami pachowymi w jednym bloku tkankowym,

-*metoda Pateya* - wycięcie gruczołu piersiowego wraz z powięzią mięśnia piersiowego większego i mniejszego oraz węzły pachowe w jednym bloku tkankowym,

- *metoda Halsteda* – wycięcie gruczołu piersiowego z mięśniem piersiowym większym i układem chłonnym pachowym w jednym bloku tkankowym [Noszczyk 2009; Żyluk i wsp. 2016].

Leczenie miejscowo zaawansowanego raka

U chorych z zaawansowanym nowotworem nie ustala się odległych przerzutów. Natomiast u pacjentek pojawiają się: objaw „skórki pomarańczy", rak zapalny, obrzęk kończyny górnej po stronie raka, naciek na ścianę klatki piersiowej, owrzodzenie lub nacieczenie skóry przez nowotwór, guzki satelitarne, przerzuty do zamostkowych węzłów chłonnych, duża dynamika wzrostu guza [Jassem 1998; Noszczyk 2009].

Gdy chora uzyska remisję, kobiety zaczyna się leczyć miejscowo. Leczenie miejscowe bazuje na zmodyfikowanej radykalnej amputacji piersi lub amputacji prostej. Po zabiegu zalecane jest dalsze leczenie systemowe, czyli podawanie leków ogólnoustrojowo oraz dodatkowo radioterapia [Noszczyk 2009].

Operacje odtwórcze poprawiają samopoczucie i nastrój pacjentki. Sama informacja i możliwość odtworzenia piersi podnosi komfort psychiczny i jakość życia. Przeciwskazaniem do odtworzenia piersi jest uznanie u chorej uogólnionego procesu nowotworowego. Choroby współistniejące należą do przeciwskazań ogólnych. Takimi przeciwwskazaniami są czynniki, które zwiększają ryzyko zabiegu operacyjnego jak: cukrzyca, nadciśnienie, choroby serca [Noszczyk 2009].

Radioterapia

Jest leczeniem uzupełniającym. Stosuje się ją w celu zapobiegania miejscowych nawrotów choroby. Napromieniowanie to stały element leczenie oszczędzającego. Wykorzystuje się je: gdy chorzy są leczeni radykalnie chirurgicznie, a posiadają cechy ryzyka nawrotu miejscowego; w usuniętych węzłach pachowych stwierdzono przerzuty, a guz jest umiejscowiony w kwadrantach przyśrodkowych; gdy więcej niż trzy węzły chłonne pachowe są zajęte przez przerzuty i (lub) przerzuty wkraczają poza torebkę węzłów i naciekają na tkankę tłuszczową; gdy nowotwór na początku był nieoperacyjny, po indukcyjnej chemioterapii i leczeniu chirurgicznym [Noszczyk 2009].

Chemioterapia

Najczęstsze zastosowanie mają programy wielolekowe. Schematem wykorzystywanym zazwyczaj jest CMF (cyklofosfamid, metotreksat, 5-fluorouracyl). Przyjmowanie cytostatyków jest powiązane z objawami niepożądanymi takimi jak: nudności, wymioty, wypadanie włosów czy leukopenia [Noszczyk 2009].

Hormonoterapia

Hormonoterapia jest oparta na tym, że rak występuje w tkance hormonozależnej. W warunkach fizjologicznych tkanka reaguje na hormony, zwłaszcza estrogeny. Komórki raka zazwyczaj dysponują receptorami dla estrogenów i progesteronu. Ważnym czynnikiem stwarzającym pomyślne rokowanie jest ekspresja receptorów steroidowych. Im większa ekspresja tym lepsze rokowanie dla pacjentki. Komórki raka wiążą hormony, dzięki nim mogą się dzielić i wzrastać, dlatego przy leczeniu należy zablokować receptor i uniemożliwić wpływ hormonów steroidowych na tkankę piersi [Noszczyk 2009].

Leczenie systemowe

- leczenie przedoperacyjne – jest to zmniejszenie masy guza, zwłaszcza gdy nacieka on na ścianę klatki piersiowej lub gdy węzły chłonne tworzą słabo ruchome pakiety, stosowany gdy nie jest możliwe przeprowadzenie radykalnej operacji, a nie stwierdzono przerzutów odległych. Natomiast gdy możliwy jest zabieg, a choroba bardzo szybko postępuje, powyższe leczenie pomaga w spowolnieniu rozwoju raka, co daje rzut na lepsze rokowanie chorych [Noszczyk 2009; Walewska 2013].

- leczenie okołooperacyjne – istnieje możliwość, że po operacji komórki raka mogły dostać się do krwioobiegu, dlatego leczenie okołooperacyjne polega na podaniu cytostatyków w pierwszej dobie po zabiegu w celu ich zniszczenia [Noszczyk 2009; Walewska 2013].

- leczenie pooperacyjne – aby zakwalifikować się do leczenia pooperacyjnego potrzebny jest wynik badania histopatologicznego. Po przeprowadzeniu tego badania, jeżeli po sklasyfikowaniu rokowanie jest niepomyślne, kobiety przystępują do powyższego leczenia. Kryteria kwalifikacji do leczenia pooperacyjnego: wiek chorej, obecność przerzutów w węzłach chłonnych, ekspresja lub jej brak receptora estrogenowego i(lub) progesteronowego, wielkość guza (ponad 1cm), stopień złośliwości nowotworu [Noszczyk 2009; Walewska 2013].

1.7 Powikłania pooperacyjnego leczenia raka piersi

Powikłania pooperacyjnego leczenia raka piersi dzielą się na wczesne i późne.

Do wczesnych zaliczamy: po radykalnej operacji piersi w miejscu operowanym zbiera się jałowa treść przesiękowa, która stwarza torbiel rzekomą chłonno-przesiękową. W trakcie operacji dochodzi do przecięcia licznych naczyń chłonnych, które gromadzą chłonkę z kończyny górnej oraz gruczołu piersiowego, przez co powstaje torbiel [Noszczyk 2009].

Do późnych powikłań pooperacyjnych zaliczamy: obrzęk kończyny górnej, który może występować jako obrzęk ramienia, przedramienia lub całej kończyny. Po usunięciu węzłów pachowych oraz napromienianiu występują zaburzenia spływu chłonki z kończyny górnej. Podłożem występowania obrzęku jest także powstanie wczesnych powikłań infekcyjnych, zazwyczaj dodatkowo pojawia się również zastój krwi żylnej. Jeżeli obrzęk jest przewlekły może prowadzić do zespołu Stewarta-Trevesa, czyli rzadkiej postaci mięsaka naczyniopochodnego. [Noszczyk 2009].

1.8 Fizjoterapia po mastektomii piersi

Fizjoterapia po radykalnym, operacyjnym leczeniu piersi posiada kilka celów głównych, aby zapobiec powikłaniom po zabiegu i jak najszybciej uruchomić pacjentkę i przygotować do życia w zmienionych warunkach zdrowotnych [Mikołajewska 2016].

Cele fizjoterapii:

- Zapobieganie powikłaniom pochodzącym ze strony płuc, dzięki zastosowaniu różnych ćwiczeń oddechowych np. z pogłębionym wydechem poprzez tor przeponowy, ćwiczenia z oporem oraz efektywnego kaszlu. Po zabiegu pacjentka musi zostać poinformowana o możliwości wystąpienia bólu przy kaszlu, ale należy nie wstrzymywać tego odruchu, ponieważ wystąpią powikłania płucne.

- Zapobieganie zakrzepicy żył głębokich, przykładowe ćwiczenia: ściskanie i rozwieranie palców dłoni, rozciągnięcie na boki palców stóp oraz dłoni, zginanie dłoni w stawie nadgarstkowym - dłoniowe i grzbietowe, zginanie stopy w stawie skokowym - podeszwowe i grzbietowe, krążenie w stawach skokowych i nadgarstkowych w lewo i prawo, Oprócz ćwiczeń stosuje się także bandażowanie, elastyczne pończochy, zewnętrzną przerywaną kompresję pneumatyczną, pozycje ułożeniowe, adaptacje do pozycji siedzącej i stojącej.

- Zapobieganie zaburzeniom ortostatycznym, polegających na wczesnej pionizacji pacjentki.

- Zapobieganie powstawaniu blizn i zrostów poprzez uelastycznienie blizny.

- Zapobieganie obrzękom limfatycznym, dzięki rękawom elastycznym na kończynę górną, zastosowaniu pozycji drenażowych oraz kinesiotapingu czyli dynamicznego plastrowania.

- Zapobieganie wadom postawy poprzez zastosowanie ćwiczeń przed lustrem oraz zaopatrzenie w protezę dla wyrównania ciężaru.

- Zapobieganie pogorszeniu wydolności ogólnej organizmu, dzięki ćwiczeniom ogólnokondycyjnym [Mikołajewska 2016].

Edukacja fizjoterapeutyczna dzieląca się na edukację wczesną i późną. Edukacja polega na rozmowie z pacjentką, wyjaśnieniu jej sytuacji w jakiej się znajduje, poinformowaniu o zaletach ćwiczeń oraz dodatkowych udogodnień przy jej stanie zdrowia oraz pomocy w powrocie do codziennych czynności [Mikołajewska 2016].

ROZDZIAŁ 2

Metodologia badań

2.1 Cel Pracy

Celem pracy jest ukazanie nowotworu piersi, jako jednego z bardzo istotnych problemów XXI wieku. Praca kierowana jest do obu płci, zarówno mężczyzn jak i kobiet, w szczególności do kobiet, aby zapoznały się z kliniką tej choroby oraz zrozumiały dlaczego bardzo ważne jest samobadanie piersi w każdym wieku, oraz udział w badaniach skriningowych [Lenartowicz i Kózka 2010]. Pielęgniarka współpracująca z pacjentką chorą na raka piersi musi charakteryzować się szeroką wiedzą z wielu dziedzin między innymi: ginekologii, chirurgii onkologicznej oraz psychologii. Powinna być wyrozumiała i empatyczna. Zadaniem pielęgniarki jest objęcie pacjentki holistyczną opieką. Każda kobieta jest inna i zupełnie inaczej reaguje na nowotwór w swoim ciele. Słowo „rak piersi" przeraża, ponieważ narusza ich intymność i poczucie bezpieczeństwa. Potrzebują one opieki zarówno ze strony fizycznej jak i psychicznej, dlatego bardzo istotna jest rozmowa pomiędzy pielęgniarką, a pacjentką i jej rodziną, ponieważ to pielęgniarka spędza najwięcej czasu z pacjentem [Ślusarska 2013].

2.2 Problemy badawcze

Zapoznałam się z literaturą dotyczącą metodologii badań, po czym sformułowałam problemy badawcze do mojej pracy:

1. Jakie problemy pielęgnacyjne ma pacjentka chora na raka piersi po mastektomii?
2. Jakie problemy psychologiczne występują u chorej na nowotwór piersi?

3. Jaki wpływ będzie miała rehabilitacja kończyny górnej (po mastektomii) na stan zdrowia pacjentki?
4. Jaki jest stan wiedzy pacjentki na temat badań skriningowych oraz nowotworu piersi?

2.3 Metody, narzędzia i techniki badań

Metodologia badań jest to nauka o sposobach jakie wykorzystuje się do postępowania badawczego. Istnieją różne metody opracowywania wyników [Lenartowicz i Kózka 2010]. W mojej pracy zastosowałam metodę indywidualnego przypadku. Wywiad z pacjentką oraz z rodziną, a także dokumentacja medyczna posłużyły jako technika i narzędzie badań. Informacje zostały zebrane na terenie Szpitala Uniwersyteckiego im. Karola Marcinkowskiego w Zielonej Górze. Narzędzia dostosowałam do indywidualnych potrzeb pacjentki [Ślusarska 2013].

ROZDZIAŁ 3

Proces pielęgnowania

3.1 Studium przypadku

Kobieta X.Y. w wieku 59 lat, zgłosiła się do ginekologa na wizytę w dniu 14.05.2019 po wyczuciu guzka w prawej piersi, który występował już od kilku tygodni. Pacjentka została skierowana do Poradni Chirurgii Onkologicznej w celu dalszej diagnostyki piersi. Po wykonaniu badania USG, wyniki wskazywały na nowotwór piersi o charakterze złośliwym, dlatego pacjentka została natychmiast skierowana na Kliniczny Oddział Chirurgii Onkologicznej.

Kobieta nie posiada chorób współistniejących, nie zgłasza także skłonności do uczuleń. Pacjentka znajduje się w grupie ryzyka występowania raka piersi, ponieważ babcia kobiety chorowała na powyższy nowotwór oraz pani X.Y. nie ma dzieci. Pacjentka nie badała się regularnie, a guz piersi prawej został zgłoszony kilka tygodni po jego odkryciu, co świadczy o braku wiedzy pacjentki na temat nowotworu piersi.

W dniu przyjęcia na oddział parametry życiowe kobiety wynosiły RR 135/85 mmHg, tętno 72 uderzeń na minutę. Krążenie obwodowe prawidłowe. Oddechy: regularne, równomiernie głębokie, wykonywane bez wysiłku, wykonywane przez nos, bez szmerów, z równomiernym unoszeniem i opadaniem boków klatki piersiowej. Apetyt zmniejszony, stan odżywienia prawidłowy. Kobieta uskarża się na zaparcia. Stan uzębienia – proteza dolna. Sposób odżywiania doustny. Dotychczas stosowana dieta: normalna. Pacjentka nie miesiączkuje. Jest samodzielna. Kobieta zgłasza dolegliwości bólowe w piersi prawej. Stan higieniczny skóry dobry, bez wyraźnych zmian, kobieta nosi okulary. Słuch prawidłowy. Świadomość pełna, kontakt słowny prawidłowy. Kontakt logiczny dobry, pamięć dobra, orientacja pełna. Nastrój zaburzony. Pacjentka mieszka sama, warunki mieszkaniowe dobre. Kobieta pracuje w markecie na stanowisku kasjer/sprzedawca. Brak kontaktu z rodziną.

Pacjentka przez ostatnie pół roku była hospitalizowana, przyjmowała chemioterapię neoadiuvantową 6x AT. Podczas pobytu w oddziale pacjentka przeszła badania, kwalifikujące ją do zabiegu operacyjnego. Wykonano podstawowe badania laboratoryjne, których wyniki były prawidłowe. Pacjentka przyjmuje chemioterapię m.in.: Taxoter. W pierwszej dobie po leczeniu chemioterapią podano lek Zarzio 48 mg przez 5 dni po zakończonym leczeniu cytostatykami.

Wykonano Oligobiopsję gruczołu piersiowego, w której obecne są pojedyncze przewody z utkaniem typu carcinoma in situ rak CDIS. Pacjentka po wykonaniu badań, dnia 15.01.2020 roku została zakwalifikowana do zabiegu operacyjnego - amputacji piersi wraz z węzłami chłonnymi dołu pachowego kończyny prawej. Przed zabiegiem podano farmakoterapię. Zabieg wykonano w znieczuleniu ogólnym.

W I dobie po zabiegu operacyjnym pacjentka zgłaszała dolegliwości bólowe po stronie operowanej kończyny. Wystąpił obrzęk kończyny prawej. W drenie Redona zaobserwowano wydzielinę o charakterze surowiczo-krwistym. Opatrunek delikatnie przesiąknięty.

Po zabiegu pacjentce podano Natrium Chloratium 0,9% dożylnie, Baxter 0,9% oraz leki przeciwbólowe, przeciwobrzękowe według karty zleceń lekarza.

3.2 Przebieg procesu pielęgnowania

Proces pielęgnowania prowadzony był w dniach 15-22 stycznia 2020 roku w Szpitalu Uniwersyteckim im. Karola Marcinkowskiego w Klinicznym Oddziale Chirurgii Ogólnej i Onkologicznej w Zielonej Górze.

I Diagnoza pielęgniarska

Lęk i niepokój z powodu wykrycia choroby nowotworowej oraz dalszego leczenia.

Cel:

Zmniejszenie lęku, poprawa samopoczucia.

Planowanie:

- umożliwienie pacjentce rozmowy z psychologiem,

- stworzenie atmosfery życzliwości i serdeczności,

- rozmowa z pacjentką na temat jej samopoczucia, wyjaśnienie celu dalszej diagnostyki oraz przygotowanie do badań,

- zachęcenie do przeprowadzenia wnikliwej rozmowy z lekarzem prowadzącym na temat dalszego leczenia i niepokoju związanego z zabiegiem.

Realizacja:

- umożliwiono pacjentce rozmowę z psychologiem,

- stworzono dla pacjentki życzliwą atmosferę, pełną serdeczności i zrozumienia w trudnych dla niej chwilach,

- przeprowadzono rozmowę z pacjentką na temat jej samopoczucia, wyjaśniono cel dalszej diagnostyki oraz pokazano w jaki sposób należy przygotować się do badań,

- umożliwiono pacjentce rozmowę z lekarzem prowadzącym.

Ocena:

Podczas rozmowy z psychologiem, pielęgniarką, lekarzem samopoczucie pacjentki uległo poprawie. Chora uspokoiła się po dokładnym wytłumaczeniu jej w jaki sposób będzie przebiegała dalsza diagnostyka oraz leczenie.

II Diagnoza pielęgniarska

Utrata poczucia sensu życia, zamykanie się w sobie, obniżenie nastroju.

Cel:

Przywrócenie motywacji i chęci do życia.

Planowanie:

- częste bycie przy chorej,

- wsparcie pacjentki, dodanie jej otuchy,

- stworzenie poczucia bezpieczeństwa, wzbudzenie pełnego zaufania,

- częste rozmowy z pacjentką, mające na celu zwiększenie wiary oraz poznania problemów psychicznych chorej, wysłuchanie kobiety bez osądzania,

- okazanie pełnego zainteresowania chorą.

Realizacja:

- stworzono atmosferę bezpieczeństwa, często przebywano z chorą,

- przeprowadzono rozmowę z pacjentką, okazano jej wsparcie oraz dodano otuchy, wnikliwie wysłuchano kobietę oraz wzbudzono jej zaufanie,

- okazano pełne zainteresowanie pacjentką poprzez obecność oraz rozmowę.

Ocena:

Po rozmowach z kobietą jej stan poprawił się. Chora chętnie rozmawia z osobą zaufaną.

III Diagnoza pielęgniarska

Dyskomfort spowodowany bólem rany pooperacyjnej.

Cel:

Złagodzenie dolegliwości bólowych.

Planowanie:

- ocena natężenia bólu,

- rozmowa z pacjentką na temat lokalizacji oraz charakteru bólu,

- pomiar ciśnienia, tętna oraz temperatury,

- obserwacja rany pooperacyjnej,

- zalecenie pacjentce odpowiedniej pozycji, nie obciążającej prawej kończyny,

- podanie leków na zlecenie lekarza,

- obserwacja pacjentki po podaniu leków, oraz ponowna ocena natężenia bólu.

Realizacja:

- oceniono ból na 5 w skali numerycznej do oceny natężenia bólu,

- zmierzono podstawowe parametry życiowe pacjentki oraz odnotowano je w dokumentacji,

- obserwowano ranę pooperacyjną, delikatne zaczerwienienie wokół rany, wystąpił mały obrzęk, ranę zabezpieczono jałowym opatrunkiem,

- zalecono pacjentce wygodne ułożenie prawej kończyny,

- podano lek przeciwbólowy: Ketonal 100 mg na zlecenie lekarza,

- obserwowano pacjentkę po podaniu leku, ponownie oceniono natężenie bólu na 1 w skali numerycznej.

Ocena:

Po podaniu leku przeciwbólowego pacjentka ponownie oceniła natężenie bólu na 1 w skali numerycznej. Rana pooperacyjna delikatnie zaczerwieniona z małym obrzękiem. Zastosowano jałowy opatrunek. W dalszym ciągu należy obserwować ranę w kierunku wystąpienia dolegliwości bólowych oraz jej wyglądu.

IV Diagnoza pielęgniarska

Utrudnione poruszanie kończyną spowodowane obrzękiem limfatycznym, powstałym na skutek wycięcia węzłów chłonnych.

Cel:

Zniwelowanie obrzęku, stworzenie odpowiednich warunków do odpływu limfy.

Planowanie:

- poinformowanie chorej na temat odpowiedniego ułożenia kończyny operowanej na klinie rehabilitacyjnym w celu zmniejszenia obrzęku,

- nauka pacjentki technik automasażu w celu poprawy przepływu chłonki w kończynie operowanej,

- obserwacja obrzęku limfatycznego,

- podanie leków według zleceń lekarza,

- rozmowa z pacjentką na temat ochrony kończyny operowanej przed wysiłkiem fizycznym,

- przestrzeganie zasad aby nie wykonywać: iniekcji, mierzyć RR oraz innych procedur na kończynie operowanej,

- uświadomienie chorej na temat noszenia odpowiedniej bielizny oraz pokazanie pacjentce różnych rodzajów protez piersi, skierowanie do odpowiedniego sklepu medycznego z takim asortymentem.

Realizacja:

- poinformowano oraz zalecono chorej dwie pozycje ułożeniowe z uniesieniem kończyny operowanej na klinie: bocznej, z leżeniem na wznak,

- zastosowano techniki automasażu: masowanie barku w okolicy ramienia do łopatki ruchem dośrodkowym (około 5-10 razy powtarzając 2-3 razy dziennie), oklepywanie, rozcieranie dłoni, unoszenie kończyny ponad głowę, kilkakrotne wstrząsanie nią oraz pracowanie palcami,

- podano leki przeciw obrzękowe według zleceń lekarskich, takie jak Aescin oraz Flurbiprofen,

- przeprowadzono rozmowę z pacjentką na temat ochrony aby unikać wysiłku fizycznego obciążającego kończynę operowaną,

- przestrzegano zasad aby unikać wykonywania pomiarów RR oraz iniekcji na prawej kończynie,

- podano chorej broszurę z informacjami dotyczącymi wyspecjalizowanej bielizny dla kobiet po mastektomii piersi oraz możliwości zakupu protez, podano także kilka lokalizacji, w których pacjentka może znaleźć podany asortyment.

Ocena:

Po zastosowaniu odpowiedniej pozycji, technik masażu oraz podaniu odpowiednich leków obrzęk limfatyczny zmniejszył się o 1,5 cm. Zaobserwowano u chorej zgrubienia w kończynie, problem wymaga dalszej obserwacji oraz leczenia.

V Diagnoza pielęgniarska

Ryzyko zakażenia rany pooperacyjnej.

Cel:

Zapobieganie wystąpieniu zakażenia rany pooperacyjnej.

Planowanie:

- obserwacja rany pooperacyjnej w kierunku występowania bólu, zaczerwienienia, obrzęku oraz ropnej wydzieliny,

- zmiana opatrunku z zachowaniem zasad aseptyki i antyseptyki,

- wyjaśnienie konieczności zastosowania drenu Redona w celu oczyszczania rany,

- obserwacja zachowania pacjentki

- pomiar parametrów życiowych: RR, tętno, temperatura oraz obserwacja zawartości drenu Redona,

- podanie leków (antybiotykoterapii) według zleceń lekarza.

Realizacja:

- kontrolowano ranę pooperacyjną pacjentki w kierunku zaczerwienień, obrzęku oraz wydzieliny ropnej,

- zmieniano opatrunek z zachowaniem zasad aseptyki i antyseptyki,

- poinformowano pacjentkę o konieczności zastosowania drenu Redona w celu oczyszczania rany,

- zmierzono podstawowe parametry życiowe pacjentki oraz zapisano je w dokumentacji, odnotowano także ilość oraz jakość zawartości drenu Redona.

Ocena:

Nie wystąpiło zakażenie rany pooperacyjnej. Pacjentka czuła się dobrze. Zmierzono podstawowe parametry życiowe: RR 130/90 mm Hg, tętno 72 ud./min, temperatura 36.5 stopni. Z drenu Redona wydobywa się surowiczo – krwista wydzielina. Problem wymaga dalszej obserwacji.

VI Diagnoza pielęgniarska

Trudności w samoopiece z powodu ograniczenia ruchomości spowodowane rozległą raną i osłabieniem siły mięśniowej po stronie operowanej.

Cel:

Zaspokojenie podstawowych potrzeb pacjentki.

Planowanie:

- ocena zdolności pacjentki do samoopieki, dostosowanie planu do możliwości ruchomości pacjentki,

- zapewnienie pomocy w codziennej toalecie,

- zapewnienie udogodnień ułatwiających chorej samoopiekę,

- motywowanie pacjentki do podejmowania przez nią czynności samodzielnych dostosowanych do jej możliwości.

Realizacja:

- oceniono zdolność pacjentki do samoopieki, dostosowano plan do możliwości chorej,

- zapewniono pomoc przy codziennej toalecie, podano miskę z wodą, ręczniki, udzielono pomocy przy myciu oraz ubiorze czystej pidżamy,

- przysunięto szafkę chorej po stronie zdrowej kończyny, a także dzwonek ułatwiając wezwanie pomocy pielęgniarskiej,

- zmotywowano pacjentkę do podjęcia samoopieki w miarę jej możliwości.

Ocena:

Udzielono pacjentce pomocy w samoopiece, zmotywowano ją także do podejmowania samodzielnych działań. Chora wymaga dalszej obserwacji i pomocy.

VII Diagnoza pielęgniarska

Dyskomfort z powodu zaparć, spowodowany zmniejszoną aktywnością ruchową.

Cel:

Przywrócenie prawidłowego wydalania.

Planowanie:

- zastosowanie u pacjentki diety wysokoresztkowej z dużą zawartością białka i błonnika,

- zalecenie wypijania dużej ilości płynów, w tym na czczo picie przegotowanej wody w celu pobudzenia organizmu do szybszego metabolizmu,

- zachęcenie pacjentki do częstszego ruchu,

- podanie doustnych leków przeczyszczających według zleceń lekarskich,

- w razie potrzeby zastosowanie wlewki doodbytniczej (lewatywy),

- zastosowanie masażu brzucha oraz ciepłych okładów.

Realizacja:

- zastosowano u pacjentki dietę wysokoresztkową z dużą zawartością białka i błonnika między innymi gruboziarniste zboża, suszone śliwki, zalecono także unikanie białego chleba oraz serów,

- zalecono chorej aby pić co najmniej 2 litrów wody dziennie, oraz rano na czczo 250 ml przegotowanej wody,

- zachęcono pacjentkę do częstego spacerowania po oddziale,

- podano doustnie środki przeczyszczające według zleceń lekarskich między innymi Lactulosum,

- zastosowano masaż brzucha dłonią okrężnymi ruchami oraz ciepłe okłady.

Ocena:

Po zastosowaniu masażu brzucha, ciepłych okładów, odpowiedniej diety oraz podaniu środka przeczyszczającego pacjentka wypróżniła się. Lewatywa nie była konieczna.

VIII Diagnoza pielęgniarska

Obniżony apetyt pacjentki z powodu przyjmowania chemioterapii.

Cel:

Przywrócenie apetytu chorej.

Planowanie:

- wyeliminowanie czynników negatywnie wpływających na łaknienie,

- zachęcenie pacjentki do systematycznego spożywanie posiłków, aby jeść częściej, ale w mniejszych porcjach,

- wyjaśnienie chorej, że podczas przyjmowania cystostatyków bardzo ważne jest przyjmowanie regularnych posiłków,

- zastosowanie diety bogatej w warzywa, owoce oraz błonnik,

- eliminacja z diety pokarmów ciężkostrawnych oraz wzdymających.

Realizacja:

- zachęcono pacjentkę do spożywania 5 posiłków dziennie w postaci mniejszych porcji,

- wyjaśniono chorej istotę spożywania regularnych posiłków podczas przyjmowania chemioterapii,

- zastosowano dietę urozmaiconą w owoce, warzywa oraz dużą ilość błonnika,

- wyeliminowano z diety pokarmy wysokotłuszczowe oraz ciężkostrawne.

Ocena:

Zastosowanie diety bogatej w owoce, warzywa oraz błonnik spowodowało, że pacjentka częściowo odzyskała apetyt. Przyjmowała posiłki regularnie w mniejszych porcjach.

IX Diagnoza pielęgniarska

Zaburzenia emocjonalne spowodowane zabiegiem okaleczającym.

Cel:

Zmniejszenie oraz zapobiegnięcie nasileniu zaburzeń emocjonalnych.

Planowanie:

- poinformowanie chorej o różnych metodach protezowania i zabiegach odtwórczych piersi,

- umożliwienie rozmowy z lekarzem na temat zabiegów plastycznych, polegających na odtworzeniu piersi,

- udzielenie wsparcia psychicznego, poprzez szczerą i życzliwą rozmowę z pacjentką,

- umożliwienie kontaktu z Zielonogórskim Stowarzyszeniem Amazonek zapewniającym wsparcie kobietom po przejściu raka piersi.

Realizacja:

- podano chorej broszurę informującą o różnych metodach protezowania piersi oraz przeprowadzono rozmowę z pacjentką na temat zabiegów odtwórczych piersi,

- umożliwiono pacjentce rozmowę z lekarzem,

- udzielono wsparcia psychicznego poprzez serdeczną rozmowę, pełną zrozumienia i empatii,

- podano pacjentce kontakt do Zielonogórskiego Stowarzyszenia Amazonek i objaśniono dokładnie cele istnienia Amazonek.

Ocena:

Rozmowa z pacjentką oraz chorej z lekarzem sprawiła, że kobieta czuje się lepiej. Za namową napisała wiadomość do Zielonogórskiego Stowarzyszenia Amazonek z prośbą o wsparcie. Pacjentka powinna być nadal w ciągłej obserwacji w kierunku zachowania oraz stosunku do nowej sytuacji, w której się znalazła.

X Diagnoza pielęgniarska

Brak dostatecznej wiedzy na temat profilaktyki raka piersi oraz samej choroby nowotworowej.

Cel:

Pozyskanie dostatecznej wiedzy na temat profilaktyki raka piersi oraz samej choroby nowotworowej.

Planowanie:

- przedstawienie chorej w jaki sposób powinna badać drugą pierś, ponieważ ryzyko zajęcia drugiej piersi przez nowotwór jest większe u osób chorujących już na złośliwego raka piersi,

- ukazanie pacjentce istoty wykonywania regularnej mammografii,

- przekazanie chorej wiedzy na temat raka piersi, przede wszystkim czynników ryzyka powstania raka piersi.

Realizacja:

- przedstawiono chorej broszurę oraz na sztucznej piersi w jaki sposób powinno się przeprowadzać samobadanie piersi,

- ukazano pacjentce: czym jest mammografia? oraz zalecono wykonywanie badań skriningowych raz na pół roku,

- przekazano chorej wiedzę na temat raka piersi, poprzez rozmowę oraz broszury informacyjne.

Ocena:

Chora posiadła dostateczną wiedzę na temat samobadania piersi. Zapoznała się z broszurami informacyjnymi na temat nowotworu piersi.

XI Diagnoza pielęgniarska

Obawa przed samodzielnym funkcjonowaniem w domu po wyjściu ze szpitala.

Cel:

Uspokojenie pacjentki oraz przekazanie jej zaleceń pielęgniarskich dotyczących dalszego postępowania.

Planowanie:

- przedstawienie chorej, w jaki sposób powinna pielęgnować ranę pooperacyjną,

- wytłumaczenie pacjentce, w jaki sposób powinna wykonywać automasaż, który pomoże w lepszym przepływie chłonki,

- poinformowanie chorej o sposobach i technikach wykonywania automasażu,

- zalecenie pacjentce unikania długotrwałej aktywności fizycznej, obciążającej operowaną kończynę,

- wyjaśnienie chorej szkodliwość noszenia zbyt ciasnej odzieży.

Realizacja:

- przedstawiono chorej, w jaki sposób powinna zmieniać opatrunki – stosując się do zasad aseptyki oraz antyseptyki, także przy automasażu; zalecono wdrożenie zasad profilaktyki przeciwobrzękowej,

- zaprezentowano pacjentce techniki automasażu, poinformowano o wysokim układaniu kończyny na klinie, zalecono wykonywanie poszczególnych ćwiczeń takich jak: zaciskanie dłoni w pięść, krążenie nadgarstków, odwracanie i nawracanie przedramion, krążenie ramionami, masowanie kończyny ruchami dośrodkowymi, omijając ranę pooperacyjną,

- zalecono pacjentce unikanie długotrwałej aktywności fizycznej oraz noszenia zbyt ciasnej odzieży.

Ocena:

Po przeprowadzeniu rozmowy pacjentka zgłasza poprawę samopoczucia, rozwiano także jej wątpliwości dotyczące samopielęgnacji w domu.

3.3 Wnioski

Na podstawie obserwacji stanu zdrowia pacjentki, postawionych problemów w procesie pielęgnowania oraz analizy zebranej dokumentacji medycznej chorej sprecyzowane zostały następujące wnioski.

1. Podczas procesu leczenia pacjentki, pojawiły się negatywne odczucia, utrata poczucia sensu życia, lęk oraz niepokój, aby temu zaradzić pielęgniarka powinna udzielić chorej wsparcia psychicznego, umożliwić także rozmowę z psychologiem oraz kontakt z klubem Amazonek.
2. Po zabiegu operacyjnym do zadań pielęgniarki należy obserwacja stanu zdrowia pacjentki, w szczególności w kierunku występowania dolegliwości bólowych oraz powikłań pooperacyjnych. Rola pielęgniarki, polega na kontrolowaniu wydzieliny w drenie Redona pod kątem jakościowym oraz ilościowym, kontrolowaniu podstawowych parametrów życiowych, obserwacji rany w kierunku wystąpienia zakażenia. Pielęgniarka także uczestniczy w procesie farmakoterapii oraz w całościowym procesie powrotu do zdrowia.
3. Chora po zabiegu mastektomii powinna przestrzegać terminów okresowych kontroli u lekarza onkologa, systematycznej samokontroli okolicy operowanej. Pacjentka powinna stosować się do zasad racjonalnego żywienia m.in. wdrożyć wysokobiałkowe produkty, spożywać nabiał, warzywa i owoce. Należy unikać tłuszczów zwierzęcych, spożycia soli oraz używek (kawa, alkohol). Zalecono pacjentce wykonywanie automasażu piersi, w celu poprawy krążenia oraz przepływu chłonki. Automasaż wykonuję się 2-3 razy dziennie, przez około 10-15 minut, ruchami wykonywanymi dośrodkowo. Techniki wykonywanego automasażu to: głaskanie barku, rozcieranie dłoni, oklepywanie, wstrząsanie kończyną oraz pracowanie palcami.

3.4 Dyskusja

Nie poznano dotąd przyczyny zachorowań na raka piersi, natomiast wyłoniono czynniki ryzyka powstawania tej choroby. Według Kufel-Grabowskiej i Nowakowskiego 2019 czynnikami ryzyka raka piersi są: płeć żeńska, wiek (powyżej 50. roku życia), wywiad rodzinny (ryzyko zachorowalności rośnie w momencie gdy krewne w I stopniu pokrewieństwa zachorowały na nowotwór piersi), czynniki genetyczne, łagodne zmiany w piersi, długotrwałe stosowanie antykoncepcji hormonalnej, wczesne pokwitanie lub późna menopauza. Mutacja genów BRCA1 i BRCA2 - Lebensohn i wsp. 2011 określili jako kolejny czynnik ryzyka, co potwierdzili Kufel-Grabowska i Nowakowski 2019 dodając, że ryzyko to wzrasta od 40% do 80%. Następnymi czynnikami ryzyka według Dyzmann-Sroka i wsp. 2010 są: pierwsza miesiączka przed ukończeniem 11. roku życia oraz późny wiek porodu zakończony narodzinami żywego dziecka. Natomiast wysoki status społeczno-ekonomiczny, wiek pierwszej donoszonej ciąży (na każde 5 lat opóźnienia), liczba ciąż donoszonych (osobno na każdy dodatkowy poród), duża masa urodzeniowa (>4000g), są to czynniki ryzyka określone przez Jassema i Krzakowskiego 2019. Niewłaściwa dieta (nie powinno się spożywać nadmiernie tłuszczów zwierzęcych i alkoholu, a także palić tytoniu) oraz brak aktywności fizycznej prowadzi do nadwagi, otyłości, która jest kolejnym czynnikiem ryzyka co stwierdzili Kufel-Grabowska i Nowakowski 2019, a Grodecka-Gazdecka 2011 oraz Mazur-Roszak i Litwiniuk 2010 potwierdzili tą tezę. Pacjentka X.Y. posiada czynniki ryzyka, ponieważ jest w wieku powyżej 50. roku życia, oraz babcia pacjentki w przeszłości chorowała na nowotwór piersi. Także płeć żeńska nie sprzyja kobiecie, a brak dzieci powoduje, że zostaje ona zaliczona do pacjentek, które znajdują się w grupie ryzyka zachorowania na raka piersi. Czynniki Kufel-Grabowskiej i Nowakowskiego 2019 oraz Jassema i Krzakowskiego 2019 potwierdziły się w tym przypadku.

Wczesne wykrycie nowotworu piersi wpływa na przeżycie, lepsze rokowanie oraz odsetek operacji oszczędzających piersi jak określają Jassem i Krzakowski 2018. Pieńkowski 2011 oraz Tkaczuk-Wlach i wsp. 2012 piszą, że wskaźnik przeżywalności w przypadku małych guzów nie dających rzutu do węzłów chłonnych sięga 90%. Dzięki powstałym na całym świecie badaniom przesiewowym istnieje możliwość leczenia raka piersi w fazie przedklinicznej (w fazie nie dającej żadnych objawów). Pieńkowski 2011 dodał, że badania kliniczne na całym świecie potwierdziły, że u kobiet w wieku od 50 do 69 lat mammografia posiada największą skuteczność. W tej grupie wiekowej poddanej badaniu skriningowi mammograficznemu uzyskano obniżenie ryzyka zgonu o około 30% w porównaniu z kobietami nie biorącymi udziału w badaniu. Pacjentka X.Y. nie posiadała wiedzy na temat badań przesiewowych, dlatego nie kontrolowała piersi regularnie co miesiąc, oraz nie wykonywała mammografii co 2 lata, jak zaleca Noszczyk 2009. Po wyczuciu guza piersi prawej pacjentka zbagatelizowała go, a do ginekologa zgłosiła się z opóźnieniem. Po wykonaniu szczegółowych badań okazał się to rak z przerzutami do węzłów chłonnych, co według Pieńkowskiego 2011 oraz Tkaczuk-Wlach i wsp. 2012 stawia rokowanie pacjentki poniżej 90%. Pacjentka znajduje się w grupie wiekowej od 50 do 69 lat, gdzie mammografia jak pisze Pieńkowski 2011 ma największa skuteczność, natomiast kobieta nie wykonywała badań przesiewowych, dlatego pacjentka posiada gorsze rokowanie w porównaniu do kobiet badających się regularnie, które mają o 30% niższe ryzyko zgonu niż pani X.Y.

W przypadku raka piersi objawy mogą być różnorodne, natomiast do objawów klinicznych tego nowotworu według Noszczyka 2009 oraz Kułakowskiego 2014 należą: asymetrię oraz deformację piersi, zmiany skórne piersi takie jak obrzęk, zaczerwienienie, owrzodzenie (objaw „skórki pomarańczy”), obecność guza w okolicy pachowej lub nadobojczykowej, ból piersi, wyciek z brodawki, złuszczenie skóry w okolicy brodawki.

Kobieta X.Y. posiadała jedynie objaw w postaci dolegliwości bólowych oraz wyczuwalnego guza piersi prawej. Badanie podmiotowe według Noszczyka 2009 pozwala na udzielenie informacji na temat miesiączki, liczby porodów, poronień jeśli występowały oraz czy chora stosowała środki antykoncepcji lub inne środki hormonalne. Istotny jest także wywiad rodzinny, który pozwala na uzyskanie wiedzy o przebytych chorobach piersi (także w rodzinie) lub innych narządów. Z wywiadu przeprowadzonym z panią X.Y. udało się ustalić, że babcia kobiety chorowała na raka piersi oraz chora nie ma dzieci, co zaliczyło pacjentkę do grupy ryzyka zachorowania na nowotwór piersi.

Najlepszym badaniem z badań skriningowych pomagającym zdiagnozować raka piersi według Noszczyka 2009 oraz Bojakowskiej i wsp. 2016 jest obustronna mammografia realizowana w dwóch projekcjach: skośnej oraz pionowej. Objawy jakie możemy zaobserwować przy przeprowadzaniu mammografii to mikrozwapnienia i przejaśnienia o okrągłym kształcie z nierównymi brzegami i gwiazdkowatymi wypustkami. Pierwszym badaniem jakie zalecono pacjentce X.Y. była ultrasonografia, która została wykonana, jak pisze Cieszanowski 2014 jest metodą mniej czułą i swoistą od mammografii. USG nie jest też badaniem przesiewowym. Noszczyk 2009 uznaje, że USG jest pomocne przy rozróżnianiu zmian litych od torbielowatych.

Badanie histopatologiczne jest według Noszczyka 2009 oraz Perka i wsp. 2009 badaniem, które pozwala na pewne zdiagnozowanie nowotworu piersi. Materiał do badania pozyskiwany jest na zasadzie biopsji gruboigłowej lub chirurgicznie. Pobierany jest wycinek lub cały guz. Jednym z badań diagnozujących guza w piersi było USG, oraz oligobiopsja. Po badaniu ultrasonograficznym pacjentka została skierowana na oligobiopsję, dzięki której pobrano wycinek do badania, co ułatwiło dalsze diagnozowanie kobiety X.Y.

W dzisiejszych czasach leczenie raka piersi rozwija się bardzo szybko. Jeszcze do niedawna najważniejszym etapem leczenia była operacja i usunięcie jak największej ilości tkanek wraz z nowotworem jak pisze Jeziorski i wsp. 2019. Według Wierzbickiej i Urbana 2013 oraz Jeziorskiego i wsp. 2019 obecnie leczenie nowotworu gruczołu piersiowego polega na terapii skorelowanej, która obejmuje metody leczenia miejscowego oraz ogólnoustrojowego. Dobór terapii dla pacjentki jest zależny od następujących czynników, takich jak wiek, stopień zaawansowania klinicznego nowotworu, stan horomonalny, stan regionalnych węzłów chłonnych, stopień złośliwości histologicznej, stan receptorów steroidowych (estrogenowego i progesteronowego) co określili Singletary i Robb 2000, Berner i wsp. 2003 oraz Noszczyk 2009. Berner i wsp. 2003 dodatkowo napisali, że do najczęściej stosowanych metod leczenia tego schorzenia jest leczenie chirurgiczne. W tym leczeniu wyróżnia się zabiegi diagnostyczne, lecznicze, paliatywne i rekonstrukcyjne. Istotą w zabiegach jest zasada doszczętności onkologicznej, która polega na wycięciu guza pierwotnego w granicach zdrowych tkanek i podejrzanych regionalnych węzłów chłonnych, ponieważ odpowiednie usunięcie marginesu zdrowych tkanek umożliwia uniknięcie nawrotów choroby, co potwierdził Noszczyk 2009. Leczenie nowotworu u pacjentki X.Y. również było skojarzone, na początku kobieta miała chemioterapię, a następnie przeszła zabieg amputacji piersi prawej wraz z wycięciem węzłów chłonnych, gdzie zastosowano opisaną powyżej doszczętność onkologiczną.

Ślusarska 2013 pisze, że do zadań pielęgniarki należy objęcie pacjentki holistyczną opieką. Każda kobieta jest inna i zupełnie inaczej reaguje na nowotwór w swoim ciele. Pacjentki często potrzebują opieki zarówno ze strony fizycznej jak i psychicznej, dlatego bardzo istotna jest rozmowa pomiędzy pielęgniarką, a chorą i jej rodziną, ponieważ to pielęgniarka spędza najwięcej czasu z pacjentem. Przy procesie pielęgnowania kobiety X.Y. uwzględniono potrzebę rozmowy, konsultacji z psychologiem oraz lekarzem, ponieważ pacjentka straciła poczucie sensu życia, miała obniżony nastrój oraz lęk i niepokój spowodowany nową sytuacją zdrowotną. Objęcie holistyczną opieką, to nie tylko sfera psychiczna, a także fizyczna, społeczna i duchowa. W sferze fizycznej opieka pielęgniarska nad chorą polegała na uśmierzeniu bólu, zminimalizowaniu ryzyka zakażenia rany pooperacyjnej, oraz rehabilitacji kobiety. Istotne było także zapobieganie skutkom leczenia takim jak brak apetytu, zaparcia czy obrzęku limfatycznego spowodowanego długotrwałym unieruchomieniem. Natomiast sfera społeczna i duchowa to przede wszystkim kontakt z rodziną i psychologiem, niestety kobieta nie posiadała rodziny, więc jedynie zapewniono jej rozmowę z psychologiem.

3.5 Podsumowanie

Prezentowana przeze mnie praca obejmuje całokształt czynności zakresu opieki pielęgniarskiej nad pacjentką po zabiegu operacyjnym mastektomii - usunięcie piersi wraz z węzłami chłonnymi. Gdy u pacjentki pojawia się choroba nowotworowa wraz z nią pojawia się lęk oraz strach o własne życie. Wielu chorych z tym schorzeniem obawia się o swój stan zdrowia i zadaje retoryczne pytania takie jak: „dlaczego mnie to spotyka?", „co będzie dalej?". Często przed amputacją piersi towarzyszy niepokój, jest on umotywowany obawą przed pogodzeniem się z własnym wizerunkiem po zabiegu, oraz akceptacją ze strony najbliższych. Mastektomia nie tylko okalecza kobietę w sposób fizyczny, ale także uderza w sferę psychiczną, dlatego bardzo istotne jest wsparcie pielęgniarki, ponieważ to ona spędza najwięcej czasu z chorą. Przed zabiegiem operacyjnym chorej towarzyszą, negatywne emocje, dlatego też bardzo ważne jest wsparcie psychiczne poprzez rozmowę, która ma na celu wyjaśnienie, uświadomienie pacjentce konieczności wykonania zabiegu oraz dalszego postępowania.

Po wykonaniu takiej operacji u pacjentki zostaje założony dren Redona w celu lepszego odprowadzania wysięku z rany pooperacyjnej. Wdrożone zostaje leczenie farmakologiczne oraz rehabilitacja w dalszym etapie leczenia.

Niezwykle ważna jest rola pielęgniarki w edukacji pacjentki, która ma na celu dostarczenie niezbędnych informacji, edukacji na temat zdrowia, rehabilitacji oraz zasad przestrzegania racjonalnego żywienia.

Streszczenie

Rak piersi to najczęstsza choroba nowotworowa u kobiet. Częstość występowania tego raka wzrasta z wiekiem, a największa jest w okresie pomenopauzalnym. Nowotwór piersi powstaje z komórek gruczołu piersiowego, może on powodować przerzuty do węzłów chłonnych, kości oraz płuc. Najbardziej narażone są kobiety w okresie menopauzalnym, posiadające mutację genów (BRCA1, BRCA2) czy mające krewnych chorujących na raka piersi.

Postawiona diagnoza często sprawia, że pacjentka wycofuje się z życia rodzinnego i zawodowego. Kobieta przestaje wierzyć w powrót do zdrowia, a także nie potrafi pogodzić się ze schorzeniem. Niezwykle ważne w takich chwilach okazuje się wsparcie, które podnosi na duchu, motywuje i dodaje sił do walki z chorobą.

W leczeniu nowotworów piersi wykorzystywane są różne metody oraz techniki leczenia w zależności od stopnia zaawansowania nowotworu. Istnieje kilka metod leczenia raka piersi, natomiast najczęściej wykorzystuje się leczenie chirurgiczne, które nie zawsze jest skuteczne. Coraz częściej istnieje potrzeba aby zastosować terapię uzupełniającą.

W profilaktyce nowotworu piersi priorytetem jest regularne wykonywanie badań diagnostycznych, samobadanie piersi oraz prowadzenie zdrowego trybu życia.

Do najważniejszych zadań pielęgniarki należy walka z bólem fizycznym, a także psychicznym.

Abstract

Breast cancer is the most common cancer in women. The incidence of this cancer increases with age, and is highest in postmenopausal period. Breast cancer is formed from breast cells and may cause metastases to lymph nodes, bones and lungs. Menopausal women with a gene mutation (BRCA1, BRCA2) or relatives suffering from breast cancer are most at risk.

The diagnosis often causes the patient to withdraw from family and professional life. A woman ceases to believe in recovery and is also unable to accept her condition. Support that uplifts, motivates and gives strength to fight the disease turns out to be extremely important in such moments.

Different methods and treatment techniques are used to treat breast cancer depending on the stage of the cancer. There are several methods for treating breast cancer, but the most common is surgery that is not always effective. There is a growing need to use complementary therapy.

In the prevention of breast cancer, priority is given to regular diagnostic tests, self-examination of the breast and leading a healthy lifestyle.

The most important task of a nurse is to fight physical and mental pain.

Piśmiennictwo

1. Berner J. i wsp. *Nowotwory piersi. Zasady diagnostyki i chirurgicznego leczenia nowotworów w Polsce*, Fundacja Polski Przegląd Chirurgiczny (red. Szawłowski A.W., Szmidt J.), Warszawa 2003: 25-28.
2. Bojakowska U., Kalinowski P., Kowalska M. E., *Epidemiologia i profilaktyka raka piersi. Epidemiology and prophylaxis of breast cancer, Journal of Education, Health and Sport.* 2016, 6(8):701-710.
3. Bul P., Kurpas D., *Profilaktyka nowotworów piersi i szyjki macicy u kobiet. Prevention of breast and cervical cancer in women.* Państwowa Medyczna Wyższa Szkoła Zawodowa w Opolu, Puls Uczelni, Opole 2015 3: 23-25.
4. Cieszanowski A. *Diagnostyka obrazowa. Układ moczowo-płciowy, gruczoł piersiowy i gruczoły wewnętrznego wydzielania.*, Wydawnictwo Lekarskie PZWL, Warszawa 2014, 377-378, 379-382, 418-427
5. De Walden - Gałuszko K., *Psychoonkologia w praktyce klinicznej.*, Wydawnictwo Lekarskie PZWL, Warszawa 2011, 77
6. Didkowska J., Wojciechowska U., *Breast cancer in Poland and Europe - Population and statistics Introduction, Nowotwory piersi w Polsce i Europie — populacyjny punkt widzenia,* Nowotwory Journal of Oncology 2013, 63(2): 111–118.
7. Dyzmann-Sroka A., Jędrzejczak A., Kubiak A., Kycler W., Lamch K., Murawa D., Szczepańsk Ł., Trojanowski M., *Epidemiologia Raka Piersi, Budowa gruczołu piersiowego, Rak Piersi, ABC Raka Piersi,* Ministerstwo Zdrowia w ramach Narodowego Programu Zwalczania Chorób Nowotworowych, Wielkopolskie Centrum Onkologii 2010, 11-18.

8. Janssens J.P., Vandeloo M. *Rak piersi: bezpośrednie i pośrednie czynniki ryzyka związane z wiekiem i stylem życia.* Nowotwory Journal of Oncology 2009, 59(3): 159–167.
9. Jassem J. *Rak sutka. Podręcznik dla studentów i lekarzy*, Springer PWN, Warszawa 1998, 32-34.
10. Jassem J. Krzakowski M., Rak piersi, Breast cancer, Onkologia w Praktyce Klinicznej — edukacja 2018, Via Medica, tom 4, nr 4, 209-256.
11. Jassem J., Krzakowski M., *Epidemiologia, czynniki ryzyka i profilaktyka, Rak piersi. Praktyczny przewodnik dla lekarzy. Wydanie 3.*, Via Medica, Gdańsk 2019, 45-55.
12. Jeziorski A. i wsp. *Leczenie raka piersi. Chirurgia onkologiczna. Tom 2*, Wydawnictwo Lekarskie PZWL, Warszawa 2019, 812, 816-819, 823.
13. Jeziorski A., *Czynniki ryzyka oraz leczenie raka piersi. Onkologia. Podręcznik dla studentów i lekarzy*, Medical Press, Gdańsk 2003, 120-122, 136-138.
14. Jeziorski A. *Leczenie raka piersi. Pielęgnowanie chorej po zabiegu mastektomii. Onkologia. Podręcznik dla pielęgniarek.* Wydawnictwo Lekarskie PZWL, Warszawa 2007, 139-141, 220, 226-228.
15. Jeznach M., Jordan P., Akoulitchev A., *Rak piersi – rozwój wczesnej diagnostyki nieinwazyjnej w celu ograniczenia umieralności i złagodzenia konsekwencji psychologicznych choroby. Breast cancer: development of early non-invasive diagnostics to reduce disease mortality and psychological outcomes.* Oxford BioDynamics, Oxford, United Kingdom Psychoonkologia 2013, 2: 35–49.
16. Lebensohn A., Kingham K.E., Chun N.M., Kurian A.W, *Rak uwarunkowany genetycznie – poradnictwo dla kobiet obarczonych ryzykiem choroby nowotworowej.* Ginekologia po dyplomie, Lipiec 2011, 15-22.

17. Koper A. *Opieka pielęgniarska w chirurgii onkologicznej, Pielęgniarstwo Onkologiczne,* Wydawnictwo Lekarskie PZWL, Warszawa 2011, 325, 328-330, 388-389.

18. Kufel-Grabowska J., Nowakowski B., *Etiologia/czynniki ryzyka, Badania przesiewowe, Rak piersi w codziennej praktyce lekarza. Kompendium Wiedzy*, Medical Education, 2019, 167-169, 172-177.

19. Kułakowski A. *Diagnostyka i leczenie raka piersi. Onkologia,* Wydawnictwo Lekarskie PZWL, Warszawa 2014, 41-47.

20. Kurowska K., Adamczyk I., *Rola wsparcia i zachowań zdrowotnych w zmaganiu się kobiet z rakiem piersi.* Current Gynecologic Oncology 2014, 12(4): 278-289.

21. Lenartowicz H, Kózka M. *Metodologia badań w Pielęgniarstwie*, Wydawnictwo Lekarskie PZWL, Warszawa 2010, 86, 97.

22. Łapecka - Klusek C. i wsp., *Fizjologia piersi. Pielęgniarstwo we współczesnym położnictwie i ginekologii- podręcznik dla studiów medycznych,* Wydawnictwo Lekarskie PZWL, Warszawa 2010, 172-175.

23. Ławicki S., Mroczko B., Szmitkowski M., *Markery nowotworowe raka piersi The tumor markers of breast cancer.* Zakład Diagnostyki Biochemicznej Akademii Medycznej w Białymstoku Postepy Hig Med Dosw. (online), 2004, 58:292-300.

24. Malczyk E., Majkrzak Ż., *Żywieniowe czynniki rozwoju raka piersi. Nutritional risk factors for developing breast cancer.,* Instytut Dietetyki, Państwowa Wyższa Szkoła Zawodowa w Nysie., Probl Hig Epidemiol 2015, 96(1): 67-76.

25. Mazur-Roszak M., Litwiniuk M., Grodecka-Gazdecka S., *Otyłość a rak piersi, Obesity and breast cancer,* Współczesna Onkologia, 2010, 14(4): 270–275.

26. Meder J., *Podstawy chirurgii onkologicznej, Podstawy Onkologii Klinicznej,* Centrum Medyczne Kształcenia Podyplomowego w Warszawie, Wydawca Centrum Medyczne Kształcenia Podyplomowego, Warszawa 2011, 125-128, 236-237, 261
27. Mikołajewska E., *Zadania fizjoterapii w inwazyjnym leczeniu raka piersi, Fizjoterapia po mastektomii,* Wydawnictwo Lekarskie PZWL, Warszawa 2016, 26-30.
28. Noszczyk W., *Choroby piersi, Chirurgia Tom 2*, Wydawnictwo Lekarskie PZWL, Warszawa 2009, 981-997.
29. Perek D, i wsp., *Leczenie raka piersi. Harrison-Onkologia*, Wydawnictwo Czelej, Lublin 2009, 368-369, 375-376.
30. Pieńkowski T., *Zagadnienia wstępne, Rak piersi. Leczenie Ogólnoustrojowe.*, medmedia, Warszawa 2011, 17-33.
31. Połać I., Wilamowska A., Stetkiewicz T., Pertyński T., *Gęsty sutek – czynnik ryzyka raka piersi. Dense breast – a breast cancer risk factor.* Przegląd Menopauzalny 2008, 5: 273-277.
32. Singletary S.E., Robb G. L., *Advanced Therapy of Breast Cancer.* B.C. Decker Inc. Toronto-Philadelphia 2000,
33. Sowa M., Smuczyński W., Tarkowski M., Wójcik K., Kochański B., *Analiza wybranych czynników ryzyka raka piersi – przegląd piśmiennictwa.* Journal of Education, Health and Sport, 2015, 5(4):245-250.
34. Ślusarska B. i wsp., *Podstawy pielęgniarstwa*, Wydawnictwo Lekarskie PZWL, Warszawa 2013, 219-221, 265-268, 271-273.
35. Tkaczuk - Wlach J., Sobstyl M., Jakiel G., *Badania przesiewowe. Rak piersi - znaczenie profilaktyki pierwotnej i wtórnej,* Menopause Review, Tom 16, Nr/wydanie 4,Warszawa 2012, 343-345.

36. Walewska E. i wsp. *Mastektomia – leczenie radykalne i oszczędzające pierś. Podstawy pielęgniarstwa chirurgicznego*, Wydawnictwo Lekarskie PZWL, Warszawa 2013, 498-450.

37. Zegarski W. i wsp. *Rak piersi. Postępy diagnostyki i leczenia*, Wydawnictwo Medipage, Warszawa 2013, 56-57, 43.

38. Ziarkiewicz E., *Chirurgia onkologiczna w starciu z rakiem piersi, Rozmowy o raku piersi.*, Oficyna Wydawnicza ATUT – Wrocławskie Wydawnictwo Oświatowe, Wrocław 2010, 127-134.

39. Żyluk A. i wsp. *Leczenie raka piersi. Zarys Chirurgii - podręcznik dla studentów i lekarzy w trakcie specjalizacji,* Wydawnictwo Medyczne, Warszawa 2016, 293.

40. Wyższa Szkoła Agrobiznesu w Łomży, *Świadomość kobiet na temat nowotworów w ginekologii. Awareness of women about gynecological cancers. Zeszyty Naukowe,* Łomża 2013, 52: 86-88.

FSC
www.fsc.org
MIX
Papier | Fördert
gute Waldnutzung
FSC® C083411

Kolibri 360 GmbH
Ferdinand-Jühlke-Straße 7
99095 Erfurt, Deutschland
produktsicherheit@kolibri360.de

Druck:
CPI Druckdienstleistungen GmbH
im Auftrag der
Kolibri 360 GmbH
Ferdinand-Jühlke-Str. 7
99095 Erfurt